QUELQUES CONSIDÉRATIONS

Sur les causes de l'immunité acquise

CONTRE LES

MALADIES INFECTIEUSES

Communication faite à la Société Médicale du XVIIe Arr^t

le 25 janvier 1889

PAR LE

Dr J. JASIEWICZ

PARIS

IMPRIMERIE A. REIFF

3, RUE DU FOUR, 3

1889

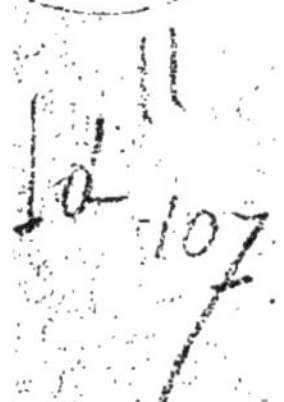

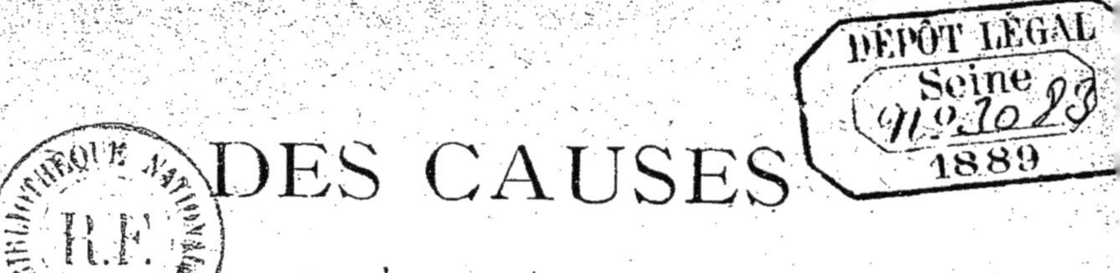

DES CAUSES

DE L'IMMUNITÉ ACQUISE

CONTRE LES MALADIES INFECTIEUSES

Le *Bulletin médical* du 23 janvier 1889 a publié une leçon de M. le Dr *Bouchard* sur la *vaccination par les substances solubles que fabriquent les microbes.*

L'éminent professeur se demande « par quel mécanisme on peut supposer que les matières vaccinales donnent l'immunité ? Faut-il admettre qu'elles imbibent les tissus et imprègnent indéfiniment l'économie, agissant comme la matière empêchante dans les cultures *in vitro* ? Cette théorie de l'immunité ne peut être acceptée par un médecin, ni par un physiologiste. L'organisme, qui sait transformer, brûler, détruire, éliminer tant de poisons, garderait à demeure ces quantités minuscules de matières vaccinantes pendant tant d'années ? Nous n'accepterons pas cette hypothèse sans un violent effort.

« N'y a-t-il pas lieu de chercher un autre mécanisme ? Les microbes vivent très bien dans les humeurs d'un animal réfractaire. Chez les moutons vaccinés, on peut voir pulluler les bactéridies dans l'espace sous-arachnoïdien. Si ces moutons sont réfractaires, grâce à la présence d'une matière vaccinante, cette matière vaccinante n'est pas une matière empêchante.

« Je crois plutôt que la matière vaccinale modifie la nutrition des cellules et que ce type primitif, nouveau, anormal, continue ensuite ; c'est le droit de toute cellule vivante de poursuivre un développement nutritif dévié..... »

Ainsi s'exprimait M. Bouchard, et il signalait des expériences prouvant que les poisons morbides sécrétés par les microbes et les matières vaccinantes s'éliminent par les urines comme les autres poisons.

Il ajoutait : « Ce qui ressort clairement de mes expériences, c'est que les urines peuvent emporter au-dehors la matière vaccinante fabriquée dans ce corps par les microbes ; que par conséquent cette matière ne peut pas y rester à demeure et à perpétuité ; que si, par conséquent, dix ans après la guérison d'une maladie infectieuse et la disparition des microbes, un homme est incapable de contracter à nouveau la même maladie, cela peut être dû à ce qu'il a été impressionné il y a dix ans par une matière vaccinante ; mais cela n'est pas dû à ce qu'il y a actuellement dans son corps une matière toxique pour les microbes, qui y aurait été déposée, il y a dix ans, par des microbes de même espèce.

« Je maintiens donc l'opinion que j'exprimais tout à l'heure. La matière vaccinante agit en modifiant la nutrition ; et cette activité nouvelle devient durable, et crée un état constitutionnel comparable à l'immunité naturelle. »

Feu le professeur *Gubler*, en 1876, avait déjà soutenu cette thèse (1). Mon regretté maître admettait

(1) Du rôle de la thérapeutique selon la science, par. 4 — chez G. Masson.

que l'immunité conférée par les maladies contagieuses était due en dernier lieu à une modification allotropique incompatible avec la pullulation du principe morbigène, et, l'état de la science à cette époque ne lui permettant pas de donner des preuves directes à l'appui de cette hypothèse, il avait recours à la physiologie pour expliquer le fait de l'immunité acquise.

« La physiologie elle-même, écrivait Gubler, dans la partie la plus incontestée de son domaine, la génération, nous montre des faits qui offrent une analogie frappante avec ceux de la nosologie, et dont la connaissance éclaire d'un jour nouveau la question de l'imprégnation morbide.

« Comme l'intoxication virulente, la fécondation laisse après elle, chez la femme ou les femelles des animaux, une modification latente dont l'existence se manifeste parfois dans les produits des conceptions ultérieures. Par exemple, il est arrivé qu'une femme ayant été mariée deux fois, les enfants issus de la seconde union rappelaient par quelques particularités caractéristiques les traits ou la conformation du premier époux. On a même cité le cas d'une blanche qui, remariée avec un homme de sa couleur, après avoir été rendue mère par un nègre, donna le jour à un enfant frisé, nuancé de bistre, en un mot entaché de métissage. Et, si ces exemples provoquaient chez nos contradicteurs un sourire d'incrédulité, je m'en tiendrai au fait capital rapporté par l'illustre Buffon, dans lequel une jument, accouplée d'abord avec un zèbre, produisit un mulet, et mit bas, plus tard, un poulain encore obscurément rayé, bien qu'elle eût été cette fois saillie par un étalon.

« En définitive, la fécondation, acte purement

physiologique, détermine dans l'individu fécondé à peu près les mêmes effets secondaires que l'inoculation virulente chez le sujet contaminé. L'une et l'autre impriment à l'organisme vivant une modalité spéciale, constituant pour ainsi dire un caractère de race ou de variété, et l'analogie des résultats nous autorise à penser que, malgré la diversité des conditions, suivant que le phénomène est normal ou pathologique, les procédés ne diffèrent pas essentiellement dans les deux cas. »

Les matières vaccinantes sont donc, pour en revenir à la leçon de M. Bouchard, éliminées de l'organisme et la nutrition des cellules serait modifiée sous l'influence soit de la contamination, soit de la vaccination, de façon à créer un état constitutionnel comparable à l'immunité naturelle.

Cette opinion, semble-t-il, est vraie pour certains cas ; mais répond-elle à la généralité des faits ?

Un sujet a contracté la variole ou a été vacciné ; combien de temps durera l'immunité ?

Pour la plupart ou du moins pour beaucoup, elle paraît définitive, puisque la majorité des personnes contaminées une première fois ne le seraient plus ensuite ; pour quelques-uns, la cause protectrice a besoin d'être renouvelée, ou, si elle ne l'est pas, ces individus sont prédisposés à une nouvelle infection, comme le prouvent les cas fréquents de récidive des fièvres éruptives zymotiques, par exemple, et surtout de la rougeole et de la variole. On peut même dire que les récidives sont d'autant plus fréquentes que les maladies infectieuses, nous ayant habitués à leurs assauts, ne confèrent plus une immunité aussi durable que par le passé, ainsi que nous en avons la preuve avec la vaccine, qui doit être renouvelée plus souvent qu'autrefois pour préserver de la variole les hommes déjà arrivés à un certain âge.

L'économie a été mise d'abord à l'abri d'une nouvelle atteinte, grâce à la présence de la matière vaccinante empêchante; puis, cette matière éliminée plus ou moins rapidement, l'organisme est encore resté indemne, grâce à une activité vitale nouvelle, qui, sous l'influence du principe pathogène, a créé un état constitutionnel particulier.

Mais ce dernier état lui-même n'a-t-il pas été transitoire, et l'organisme, qui transforme, brûle, détruit, élimine tant de produits, n'a-t-il pas aussi, après le rejet des microbes et des substances solubles sécrétées par ceux-ci, en vertu de la loi physiologique de composition et de décomposition, transformé, brûlé, détruit, éliminé ces cellules douées, sous l'influence vaccinante primitive, d'une vitalité spéciale ?

C'est probable, puisque la récidive est survenue. Nous devons donc forcément admettre que l'état constitutionnel produit par les diverses causes pathologiques et physiologiques a cessé de conférer le bénéfice de l'immunité acquise antérieurement, et les conclusions de M. le professeur Bouchard, comme celles de Gubler, cessent d'être vraies. Elles ne sont vraies que pour un temps limité.

Le fait est indubitable pour les cas de récidive. Il ne l'est pas moins pour ceux où les sujets paraissent continuer de jouir de l'immunité.

En réalité, les atteintes d'une maladie infectieuse et la vaccination, qu'il s'agisse du cow-pox ou des virus atténués, donnent seulement l'immunité passagère. Une fois l'action prochaine et lointaine de la cause préservatrice épuisée, le terrain se montre de nouveau propre aux contaminations.

Mais, objectera-t-on, l'immunité acquise est le plus souvent durable, puisque la récidive constitue une exception. Il n'en est pas malheureusement ainsi : les récidives de certaines affections zymotiques sont bien plus fréquentes qu'on ne l'a supposé jusqu'à ce jour, et la théorie ne donne pas le motif de l'immunité acquise par certains individus contre quelques maladies, dont ils n'ont jamais été affectés, malgré des conditions défavorables et malgré leur réceptivité pour d'autres maladies infectieuses. Il faut donc chercher un complément de solution. Je pense qu'il est possible de trouver la cause de cette prétendue immunité.

J'admets, avec M. le professeur Bouchard, que la maladie peut procurer l'immunité primitive et secondaire, mais comment se fait-il que les hommes restent pour toujours à l'abri d'une infection semblable, alors que nous savons que la matière empêchante est expulsée et que les récidives nous autorisent à dire que la vitalité des cellules, ayant créé un état constitutionnel comparable à l'immunité naturelle, n'est pas perpétuelle ? Comment aussi expliquer l'immunité absolue sans contamination préalable ?

Pour cette dernière, on pourrait être tenté d'invoquer l'hérédité, dont l'action est souvent réelle. Cela ne suffit pas. On serait en droit aussi de montrer l'état de non réceptivité. L'argument a sa valeur, mais il est encore insuffisant, car tel individu, réfractaire à une maladie, n'a pas été rebelle à une autre.

Nous trouverons, je crois, la solution du problème dans l'action modificatrice des phénomènes physiologiques constants ou temporaires et de certaines manifestations pathologiques.

La maladie infectieuse envahit l'organisme sous l'influence de causes multiples, les unes déterminantes, les autres prédisposantes. Les premières, considérées comme principales, me paraissent en réalité jouer un rôle accessoire. En effet, si la maladie ne se développe que grâce à la pénétration du *contage*, ce contage agit seulement sur un terrain préparé par l'ensemble des causes productrices de l'état de réceptivité et dont l'action est prépondérante (1). Parmi ces causes, signalons les circonstances individuelles (hérédité, âge, tempérament, genre de vie, etc.), les circonstances ambiantes locales (lieu, saison, etc.) et générales (temps, contrée, climat, etc.), qui ont une action évidente pour créer ou détruire l'immunité.

Il en est de même des phénomènes pathologiques, capables de modifier la nature de la maladie infectieuse.

Ainsi, le professeur Jaccoud cite deux observations importantes (2). Je les résume :

1° Un homme, en proie à l'impaludisme, est contaminé par le virus cholérigène ; il est en état de réceptivité. Cependant il prend, non pas le choléra, mais la dysenterie.

2° Un brick de guerre égyptien, venant d'Alexandrie, arrive à Liverpool, avec la dysenterie à bord ; la maladie sévit sur les Arabes et les Abyssins de l'équipage. Les malades sont transférés au Southern-Hospital ; les hommes sains, en raison de leur état de saleté, sont envoyés dans l'établissement de bains

---

(1) Je trouve à l'appui de cette opinion, défendue par moi dans un travail cité plus loin, un article de l'Union médicale du 2 mai 1889 : les microbes des écoulements de l'urèthre.

(2) Leçons de clinique médicale faites à la Pitié en 1886-1887, p. 52 — Paris, 1888 — chez Delahaye.

de Paule-Street. Les personnes, en rapport avec ces deux catégories d'individus, tombent pour la plupart malades, non pas de la dysenterie, mais du typhus exanthématique. Aucun cas de cette dernière maladie n'avait été constaté pendant la traversée, et il n'en existait pas à Liverpool au moment de l'arrivée du navire.

Que conclure de ces faits ? Ne s'est-il pas produit une déviation pathologique par modification du milieu organique ? L'agent infectant n'est pas tout ; le terrain doit être aussi prêt à recevoir l'impression morbide, et, dans les cas signalés par M. Jaccoud, il a été modifié par la constitution individuelle, autant que par l'ensemble des circumfusa.

J'ai eu l'occasion d'observer un certain nombre de ces déviations pathologiques (1). Je citerai le cas suivant :

Dans un milieu ravagé par l'angine inflammatoire (probablement d'origine scarlatineuse, malgré la netteté des syptômes) et par la scarlatine, un des individus infectés prend, non pas la scarlatine, mais une rougeole, avec début par l'angine. Pourquoi ? N'y avait-il pas là aussi une transfomation du terrain, d'où la déviation morbide ? (2)

Enfin, que de sujets, en état de réceptivité il est vrai, mais doués d'une certaine résistance, présentent des processus morbides, qui constituent tantôt de véritables déviations pathologiques, tantôt des formes

(1) Des maladies infectieuses aiguës et chroniques : considérations sur la nature, les causes et le traitement de ces maladies. — Rapports des maladies infectieuses entre elles. Nice, 1888.

(2) Depuis plusieurs années déjà, je m'occupe de ces déviations morbides. Je rencontre une forte opposition chez mes confrères. Cependant je lis cette phrase dans la Revue scientifique du 25 mai 1889 (Identité de nature de l'infection puerpérale et de l'érysipèle, par J. H.) : « Ces recherches importantes n'ont pas seulement le mérite d'introduire une simplification nosographique

avortées de maladies zymotiques. Chacun a pu cons-
tater ces faits en temps d'épidémie, comme chacun
connaît ces violentes épidémies qui, soit par la
force du contage, quand celui-ci surtout est récent
(toutes les maladies infectieuses : peste, choléra,
rougeole, etc., ont revêtu la forme la plus grave à
leur début), soit parce que le terrain est plus spécia-
lement préparé par diverses conditions, atteignent
alors indistinctement tous les âges et déciment les
populations.

Le malade frappé par la rougeole, dans un milieu
empesté par la scarlatine, n'avait donc pas acquis
l'immunité contre cette dernière fièvre éruptive, pas
plus que la dysentérique de M. Jaccoud n'était à l'abri
du choléra et les anglais de Liverpool réfractaires à la
dysenterie ; mais, sous l'influence des causes individuelles, locales et générales, la maladie a. dévié.

Voilà donc des cas qui nous poussent à admettre
d'une part l'épuisement total ou partiel de l'influence
préservatrice, d'autre part le rôle prépondérant du
terrain dans la détermination des caractères propres
de la maladie.

En réalité, sous l'influence du même agent infec-
tieux, les individus sont diversement impressionnés,
selon la prédisposition de l'organisme. Non-seulement ils sont atteints moins gravement, comme dans
les cas de fièvres zymotiques avortées, mais encore
ils le sont différemment, comme le prouvent mes ob-

---

dans une question qui était assurément fort complexe. Mais, au point de vue
de la pathologie générale et de l'épidémiologie, elles constituent des preuves précieuses à l'appui de ce principe, formulé par certains auteurs depuis
plusieures années, et qui tend à s'affirmer de plus en plus, qu'un même mi-
crobe peut faire des maladies très différentes au point de vue symptomatique,
clinique, suivant les portes d'entrée et suivant la nature du terrain dans
lequel il se cultive. » C'est le résumé de la théorie développée par moi dans
la brochure signalée plus haut.

servations et celles du Docteur Jaccoud. Les individus ne sont plus alors saisis par telle ou telle maladie antérieure, mais ils sont affectés par d'autres,
car, sous l'influence des causes modificatrices, l'organisme n'est pas semblablement touché par les poisons pathogènes.

Dans ces cas, l'immunité conférée par quelque
affection était apparente ; en fait, elle n'existait plus,
puisque, sous l'influence du contage, la maladie s'est
déclarée ; une maladie différente, il est vrai, mais
constituant une déviation pathologique. Ces faits, à
notre avis, infirment déjà la thèse de MM. Gubler et
Bouchard. Mais il y a d'autres phénomènes intéres-
sants à examiner :

La constitution des sujets varie avec les progrès
de l'âge, avec les conditions de vie individuelles,
avec les circonstances de saison, de lieu, de temps,
de climat, etc. Tous les organes n'acquièrent pas du
premier coup leur entier développement et, chez
chaque personne, ce développement n'est pas le
même. Les uns sont plus précoces, les autres plus
tardifs, et, avec ces différences de développement,
les organes, dits de moindre résistance, sont aussi divers.

Ainsi, chez l'enfant, les premiers systèmes formés
ne sont-ils pas la peau, dérivée du feuillet externe
du blastoderme, la muqueuse, produit en grande
partie du feuillet interne, le système nerveux,
qui, dans la formation successive des systèmes, s'est
dessiné le premier sur l'*area germinativa* ? D'où,
à cette époque, la grande fréquence des affections
énanthématiques et exanthématiques (entérites, an-
gines, rougeole, scarlatine, etc.) et la facile mani-
festation des accidents nerveux, comme les convul-
tions et la localisation tuberculeuse sur les méninges.

Mais, plus tard, ces affections deviennent relativement rares, exceptionnelles, non pas seulement parce que les maladies antérieures ont procuré l'état d'immunité, mais aussi parce que le terrain, au point de vue physiologique, n'est plus le même. Et chez les adolescents et les jeunes gens, même chez ceux qui n'ont pas encore été affectés par les fièvres éruptives proprement dites, nous voyons une autre maladie, la fièvre typhoïde, régner en maîtresse. Et, alors que dans l'enfance, l'adolescence, la jeunesse où le mouvement de composition cède facilement au mouvement de décomposition, nous avons affaire, malgré les localisations spéciales sur les organes de moindre résistance, à des maladies absolument généralisées, nous constatons, à l'âge adulte, quand les deux mouvements se font équilibre et même que la composition l'emporte, des affections plus nettement localisées : pneumonie, endocardite, néphrite, etc. Ces maladies présentent évidemment un ensemble de symptômes généraux, aucune partie de la substance du corps ne pouvant être atteinte sans qu'aussitôt toute l'économie n'en ressente le contre-coup, mais, chez les adultes, plus que dans les autres âges, la localisation domine la scène morbide. Et, chez les vieillards, où le mouvement de décomposition est tout puissant, nous assistons surtout aux processus morbides chroniques ou à des affections aiguës, qui, vu l'affaiblissement du terrain, revêtent rapidement un caractère de généralisation grave, d'où ces bronchites, en apparence bénignes, qui enlèvent si rapidement les vieillards.

Chaque âge a ses maladies et, laissant de côté l'immunité conférée par les atteintes antérieures, on peut dire que l'adulte prendra exceptionnellement la rougeole, la scarlatine, etc., non pas parce qu'il a été affecté déjà par ces exanthèmes, mais bien parce que, avec les progrès de l'âge, sa constitution est différente, et se montre apte à prendre, lorsque les autres conditions sont propices, telle maladie et non pas telle autre. L'immunité est acquise d'abord par la présence des microbes et des substances solubles qu'ils sécrètent, puis par la vitalité des cellules créant un état constitutionnel comparable à l'immunité naturelle, mais cette immunité est temporaire, et, si elle paraît durable, c'est que les conditions individuelles ont changé.

Bien des objections peuvent être opposées à cette théorie. Des vieillards, des adultes peuvent être atteints par la variole, par la scarlatine, etc. Cela est vrai, mais c'est l'exception, et nous pouvons admettre que, sous l'influence du genre de vie, l'organisme a pu être placé dans des conditions analogues à celles de l'enfance ou de la jeunesse ; nous pouvons admettre que, à certaines époques, certains poisons morbides revêtent une acuïté plus grande et détruisent l'immunité naturelle ou physiologique et l'immunité artificielle ou pathologique.

Et d'ailleurs, depuis la présentation de cette étude à mes collègues de la Société médicale du XVIIᵉ arrondissement, j'ai pu me convaincre que M. Bouchard lui-même fournit des arguments en faveur de cette thèse. Le savant professeur de pathologie générale, après avoir émis l'opinion un peu exclusive signalée dès le début de ce travail, ne dit-il pas dans d'autres leçons (1), que l'immunité dépend, en partie, de l'espèce, de la race, de l'individu et de son âge ; ne nous montre-t-il pas le chien adulte réfractaire

____

(1) Thérapeutique des maladies infectieuses ; antisepsie. Leçons XI, XII, XIII et XVIII — Paris, 1889 ; chez Savy.

au charbon, tandis que le jeune chien succombe áux inoculations ; ne rappelle-t-il pas cette expérience de M. Pasteur enlevant à la poule, par l'abaissement de sa température, l'immunité pour cette même maladie ; ne nous cite-t-il pas d'autres exemples d'immunité contractée par les animaux sous l'influence de causes internes ou externes ?

De l'examen des diverses épidémies qui ont régné depuis un siècle, il ressort aussi que, le jour où la vaccination jennérienne a diminué le nombre des varioleux, une autre maladie, la fièvre typhoïde, est devenue plus fréquente, de même que celle-ci, grâce à la lutte incessante dirigée contre elle par les hygiénistes, s'est affaiblie, cédant la place à une autre affection, à la rougeole, relativement bénigne il. y a encore peu d'années, mais qui, en ces derniers temps, à Paris, a fait de si nombreuses victimes. Les maladies paraissent en effet se transformer et se succéder selon les temps et les climats, et à ne considérer que les statistiques, on pourrait être amené à croire que, si nous gagnons d'un côté, nous perdons de l'autre.

Ce n'est pas seulement l'état physiologique général des individus qui donne l'immunité ou crée l'état de réceptivité, ce sont aussi certaines conditions physiologiques passagères, comme la période de formation chez la jeune fille, l'époque de la ménopause, la parturition, produisant la chloro-anémie suivie si facilement de la tuberculose, la carcinomatose, la fièvre puerpérale, si les autres conditions d'infection sont remplies, car chacun de ces états détruit l'immunité de l'économie par cela même qu'il la prédispose à l'agression morbide.

Les causes de l'immunité sont donc plus complexes que semble le faire croire la conclusion énoncée par M. Bouchard.

Nous pourrions multiplier les exemples. Mais il faut se limiter.

La contamination antérieure ou la vaccination peut évidemmant mettre les sujets en état d'immunité directe ou indirecte, mais cette immunité n'est jamais durable. Elle est seulement temporaire. Les microbes sont détruits et rejetés ; les matières vaccinantes sont éliminées, et l'état constitutionnel spécial, créé par l'imprégnation morbide, se modifie lui-même en vertu de la loi de composition et de décomposition qui résume la vie, et l'individu cesse de jouir du bénéfice de l'immunité acquise.

Quand cette immunité n'existe plus, si le sujet est placé dans les conditions voulues de réceptivité, il devient de nouveau apte, dès que les contages l'assaillent, à être saisi, parfois par une maladie infectieuse antérieure, mais le plus souvent par une maladie différente, parce que les conditions intérieures et extérieures sont changées. La maladie nouvelle d'ailleurs peut être analogue aux précédentes quant à sa nature, à ses causes, à ses caractères même symptomatiques et anatomo-pathologiques, la maladie ayant pour terme, si elle ne rencontre pas d'obstacles, l'infection purulente, qui est la contre-partie de l'action bienfaisante de la phagocytose.

Je partage donc les conclusions de M. Bouchard, mais avec cette réserve que l'immunité, conférée par la maladie ou par la vaccination, est toujours temporaire, par suite de l'élimination successive des microbes, des matières vaccinantes empêchantes et des cellules douées d'une vitalité spéciale.

Ces causes préservatrices épuisées, l'organisme devient de nouveau capable, avec l'aide des autres circonstances, de recevoir l'empreinte des contages. Et si nous constatons moins souvent les récidives, c'est que, constitué différemment, cet organisme, modifié par l'âge et par les divers états physiologiques et pathologiques, ne réagit plus de la même façon ; c'est que la partie de moindre résistance est autre; c'est que les circonstances ambiantes locales et générales, elles aussi, ont pu changer.

Les causes de l'immunité acquise, réelle ou apparente, doivent être cherchées non-seulement dans les matières vaccinantes primitives et dans leur action secondaire, mais encore et surtout dans l'état anatomique, histologique, physiologique, etc., des tissus, autant que dans l'action des influences extérieures.

Pour terminer cette dissertation par une observation d'un ordre pratique, j'ajoute :

Vu le caractère transitoire de l'immunité conférée par les maladies infectieuses ou les vaccinations, la nécessité des revaccinations fréquentes s'impose, quand nous en avons la possibilité. En ce qui concerne les virus atténués ou non, le clinicien ne devra jamais oublier, s'il veut échapper à certains mécomptes, que, si atténué que soit un virus, il peut engendrer une maladie grave chez l'individu en état de réceptivité.

D'une part, l'immunité réelle étant conférée d'abord par la présence des microbes, puis des substances solubles sécrétées par ceux ci, enfin par l'état constitutionnel nouveau des cellules ; d'autre part, sachant par les expériences faites que certains vaccins empêchent même l'éclosion d'une autre maladie infectieuse, l'organisme acquerra l'immunité contre la maladie, qui lui sera inoculée sous une forme légère et préservatrice, mais peut-être aussi, tant qu'il sera sous la triple influence successive (microbes, substances solubles, vitalité cellulaire spéciale), aurat-il en outre le bénéfice de jouir de l'immunité contre d'autres affections virulentes (1)

(1) Par exemple la vaccine qui empêche la variole, la maladie des jeunes chiens, tout en s'opposant au développement ultérieur du cow-pox. M. le professeur Bouchard, dans ses leçons, a examiné cette question, que de nouveaux travaux élucideront. Observons que cette idée de l'immunité conférée contre diverses maladies infectieuses par un seul virus constitue un argument contre la non spécificité des microbes ou en faveur de la nature semblable de diverses affections considérées comme bien différentes.

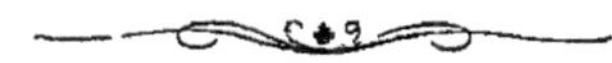

9 782013 596046